Dunkel war's

Sabine Auerbach

Literareon

MIX
Papier aus verantwortungsvollen Quellen
FSC® C083411
FSC
www.fsc.org

Bibliografische Information der Deutschen Nationalbibliothek:
Die Deutsche Nationalbibliothek verzeichnet diese Publikation in der Deutschen Nationalbibliografie.
Detaillierte bibliografische Daten sind im Internet über http://dnb.d-nb.de abrufbar.

Printed in EU
Literareon im utzverlag
Tel. 089 – 30 77 96 93 | www.literareon.de

ISBN 978-3-8316-2415-7

und
wer hört mich
wenn ich schweige

Jürgen Fuchs

Er war vollständig rund und riesig in seinem leuchtenden, satten Gelb. In den vergangenen Stunden schien sich die kaum zu beschreibende Landschaft in ihm ständig verändert zu haben. Mal war sie klein und flach, mal türmte sie sich auf wie in Max Ernsts „Europa nach dem Regen". Im Moment war sie eine sanfte Hügellandschaft, sehr weit entfernt. Das beruhigte sie. Ihr Kopf war fast immer zur rechten Seite geneigt, zu ihm geneigt, der sie seit Langem begleitete in seinen zunehmenden und abnehmenden Formen, eingebettet in dunkelblaugraue Farbtöne und manchmal auch in ein dichtes Wolkengebirge.

Zur linken Seite der Platz war leer. Schon eine ganze Weile.

Denn er war schon eine ganze Weile tot.

Er hatte eine Krankheit gehabt, die ihn Stunde um Stunde, Minute um Minute getötet hatte über die Jahre. Es hatte mit Knochenschmerzen begonnen, nicht im ganzen Körper, sondern nur im rechten Fuß. Der rechte Fuß schmerzte zunächst nur hin und wieder, manchmal mehr, manchmal weniger. Die Fußbäder hatten gutgetan, brachten ein wenig Entspannung, mal mehr, mal weniger, denn die Schmerzen nahmen über die Wochen und Monate zu. Sie kamen immer öfter, waren immer stärker, schließlich täglich und unerträglich geworden. Die Ärzte fanden keine Ursachen für die Schmerzen, auch der Orthopäde nicht. Die Massagen hatten nicht wirklich geholfen, auch alle alternativen Behandlungsmethoden hatten nichts gebracht. Er musste die Schmerzen aushalten. Hatte eine oder zwei oder gar drei Schmerztabletten am Tag genommen, sich am Abend auf sein Bier gefreut, das ihm zusätzlich zu den Tabletten half beim Aushalten. Und irgendwann waren die Schmerzen im Fuß wieder weg gewesen, von heute auf morgen einfach weg. Und das für einige Zeit. Mit einem Mal dann, ohne Vorankündigung, hatte das Schienbein über dem rechten Fuß geschmerzt. Es war wie mit dem Fuß, der Schmerz war manchmal mehr, manchmal weniger groß gewesen. Selten konnte er ihn ignorieren oder gar vergessen, auch die Tabletten und das abendliche Bier hatten immer weniger geholfen. Irgendwann aber hatte der Schmerz auch das Schienbein verlassen. Er war nun gleich oder später an anderen Stellen aufgetreten, mal in den Leisten, mal im Brustbein, an den Schulterblättern, im Rücken.

Der behandelnde Arzt hatte die Erkrankung, die hier zweifelsohne vorlag, nicht erfassen, nicht diagnostizieren können. Das mochte daran gelegen haben, dass Arzt und Patient, die sich über die Jahre recht gut kennengelernt hatten, bei den Konsultationen in einem Nebenraum der Praxis verschwunden waren, um dort zu rauchen und um sich Geschichten aus ihrem Leben zu erzählen. Das hatte abgelenkt und für kurze Zeit die Schmerzen kaschiert, die anschließend mit größerer Intensität wieder aufgetaucht waren.

Sie erinnerte sich daran, dass er eines Tages früher als sonst aus seinem Büro nach Hause gekommen war und sofort in das Krankenhaus in ihrer Nähe fahren wollte. Übelkeit, starke Schmerzen im Brustbereich, stärker als sonst, Panik – das konnte alles Mögliche sein. Die Untersuchungen hatten sich hingezogen, das Warten auf einen Befund hatte ebenfalls gedauert. Dann war ein junger Arzt zu ihnen gekommen, hatte gesagt, dass die Leukozyten vierfach überhöht wären. Das deutete auf eine Leukämie hin. Das war eine Leukämie, die er offenbar schon Jahre lang in sich trug.

Sie saß nun, da es hell geworden war, in ihrer Küche, die Tür zur Terrasse weit geöffnet. Der Mond war jetzt kaum noch zu sehen. Das Rotkehlchen besuchte sie am frühen Morgen wie jeden Tag. Pickte konzentriert nach den kleinen Körnern, die sie zuvor ausgestreut hatte. Nach kurzer Zeit war es satt, stellte sich vor den Türrahmen und schaute sie an. Sie kniete sich dann zu ihm nieder und sprach mit ihm, was ihr gerade durch den Kopf ging: Der Arzt hatte damals gesagt, dass eine gesunde Zelle etwa 10.000 Leukozyten umschloss. Bei ihrem Mann waren es aber 38.000 gewesen. Sie fragte sich, wie viel Zeit es brauchte, dass sich 10.000 auf 38.000 Leukozyten in einer winzigen Zelle – in allen Zellen – vermehrten. Diese Entwicklung hatte drei oder fünf oder gar zehn Jahre gedauert? Wenn sie von der letzten Zahl ausging und von der Diagnose zehn Jahre zurückrechnete, landete sie im Jahr 2004. In diesem Jahr waren sie im Winter nach Dänemark gefahren und hatten eine Woche in diesem wunderbaren weißen Haus in den weiten Dünen von Nymindegab verbracht. Er hatte sich damals gleich nach der Ankunft ein Fahrrad ausgeliehen, denn die Schmerzen im Fuß wurden durch das Gehen verstärkt, das Fahrradfahren aber war mit geringeren Schmerzen möglich. So verbrachten sie ihre Zeit draußen in kalter Winterluft auf unterschiedliche Weise. Sie war stundenlang am Strand entlanggewandert und hatte Steine mit Zeichnungen gesammelt. Er war Fahrrad auf einigermaßen ebenen Wegen in der Nähe der Dünen gefahren. Ansonsten hatten sie Ausflüge mit dem Auto gemacht, waren zu verschiedenen Städten und an der dänischen Nordseeküste entlanggefahren, hatten Museen, Trödel- und Antiquitätenläden besucht. Auf kurze Wege und bequeme Sitzgelegenheiten in Läden, Museen und Cafés geachtet. Auf einer dieser Fahrten hielten sie an einem Tag in Hvide Sande und besuchten den kleinen Hafen. Sie machte dort viele Fotos vom Hafen und von ihm, er stehend und lachend vor kleinen und größeren Schiffen, sonnenbeschienen. Eine Mittelmeerreise auf einem größeren Schiff war schon längere Zeit sein Traum gewesen.

Irgendwann hatte er ihr gesagt, dass er sich einen Backenzahn ziehen lassen wollte. Irgendjemand hatte ihm gesagt, dass sich Giftstoffe im Backenzahn sammeln würden und dass diese dann zu analysieren wären. Sie riet ihm davon ab. Der Backenzahn wäre dann verloren. Wer denn hatte ihm das eigentlich gesagt? Hatte jener eine Ahnung von diesen Dingen? Nach diesem Gespräch wusste sie, dass er sich nach den vier oder sechs oder acht Jahren immer noch und immer wieder mit den Vorgängen in der Behörde um das Jahr 2000 beschäftigte. 2000 hatte er einige Zeit in der Behörde im Archiv gearbeitet, um Hinweise zum frühen Tod eines Bürgerrechtlers in den Akten zu finden. Bei diesen Akten hatte es sich ausschließlich um solche des ehemaligen Staatssicherheitsdienstes der DDR gehandelt. Es waren besondere Akten, die des OTS.

Die Schmerzen hatten zwei oder drei Jahre nach den Vorfällen in der Behörde angefangen oder auch früher. Er hatte nicht gleich darüber gesprochen. Zunächst glaubte sie, er sei zu empfindsam, dann zog sie eine Rheumaerkrankung in Erwägung. Er aber hatte immer in eine andere Richtung gedacht.

Während und kurze Zeit, nachdem er mit den Akten des OTS in Berührung gekommen war, bemerkte er erste diffuse Beschwerden – Kopfschmerzen, Darmbeschwerden. Magenschmerzen. Sie waren vorübergehend gewesen. Dennoch brachte er damals schon diese Beschwerden mit seiner Arbeit im Archiv, mit seinem Kramen in den OTS-Akten in Verbindung. Die Schmerzen in den Knochen nun offenbar erst recht.

Der OTS – so ungefähr wusste sie, was für ein „Verein" das gewesen war. Sie wollte wissen, was jemand finden würde, der diese Abkürzung zum ersten Mal hörte oder davon las und nichts damit anzufangen wüsste. Wo würde er nach einer Antwort suchen? Sie gab die Abkürzung OTS bei Google ein und las:

„Abteilung Operativ-technischer Sektor (OTS) 1963 hervorgegangen aus der AG OTS.

Aufgaben: Zunächst Anleitung und Koordinierungsaufgaben gegenüber der Abteilung 31, Abteilung 32, Abteilung 33 und 35 und anderen technischen Diensteinheiten. Später zusätzlich auftragsbezogene Forschungs-, Entwicklungs- und Konstruktionsarbeiten zur Herstellung operativ-technischer Geräte und Anlagen und verdeckt einsetzbarer Container, Beschaffung und Anfertigung operativer Dokumente, Entwicklung von Methoden zur chemischen und fototechnischen Nachrichtenübermittlung sowie Erstellen kriminalistischer und wissenschaftlich-technischer Expertisen, Untersuchung und Analysen gegnerischer Techniken."

Was die benannten Abteilungen bedeuteten, wusste sie nicht und auch ihr fiktiver Sucher würde damit nichts, aber auch gar nichts anfangen können, auch der gesamte Inhalt des Textes war wenig aufschlussreich, kaum verständlich für einen Laien, eben etwas für Insider. Was sie viel mehr interessierte, war, wann dieser Text geschrieben worden war. Zwei Autoren hatten ihren Namen daruntergesetzt und einen der beiden rief sie an, da ihr Mann ihn als Kollege gekannt und diesen Namen ihr gegenüber mehrmals erwähnt hatte.

Es war ein kurzes, freundliches Gespräch gewesen. Der Kollege konnte sich nicht daran erinnern, wann er diesen Text zum OTS geschrieben und wann dieser ins Netz gestellt worden war. Nach den einzelnen Abteilungen wollte sie erst gar nicht fragen, befürchtete, dass sie damit auch nicht viel anzufangen gewusst hätte. Über den OTS wusste man, und das wusste sogar sie, inzwischen sehr viel mehr und man hatte in den vergangenen Jahren versäumt, eine genauere, vor allem eine allgemein verständlichere Version über das Arbeiten des OTS zu formulieren.

Ein Teil dieser Spezialeinheit des Staatssicherheitsdienstes, zu der eben nicht nur hochqualifizierte Techniker zur Herstellung neuer Observationsgeräte u. ä. gehörten, sondern auch adäquat professionelle Chemiker, hatte in eigens dafür zur Verfügung gestellten Räumlichkeiten mit chemischen Verbindungen laboriert. Und das war seit mindestens zwanzig Jahren bekannt.

Sie hatte dazu im Nachlass ihres Mannes sogenannte Stofflisten des OTS gefunden, in denen seitenweise die Benennungen der verwendeten chemischen Verbindungen festgehalten worden waren.

Unmittelbar nach seinem Tod begann sie, sich eingehend mit diesen Stoffen zu beschäftigen. Es waren vorwiegend Kontaktgifte, die auf diesen Listen zu lesen waren, wie zum Beispiel Kaliumchromat, Bleinitrat, Cadmiumpropionat, Pyrogallol, Anilin und viele andere. Anilin war ein starkes Blutgift, es oxidierte mit dem roten Blutfarbstoff Hämoglobin zu Methämoglobin und verhinderte damit den Sauerstofftransport im Blut.

Die gleiche Wirkungsweise galt für Pyrogallol. Was nun machten die versierten Chemiker des OTS mit so einem Gift? Sie stellte sich vor, dass im Labor des OTS eine Ratte durch Hautkontakt mit geringer und dann größerer Menge Anilin infiziert wurde. Man konnte nun beobachten, wie die Ratte auf weniger oder mehr Anilin reagierte. Sie würde in längerer oder kürzerer Zeit langsam oder schneller Lähmungserscheinungen zeigen, schläfrig werden und schließlich ersticken, denn wenn der Sauerstofftransport im Blut erlischt, erlischt auch das Lebewesen. Bei Hautkontakt würde dieser Prozess vielleicht schneller als beim Einatmen ablaufen, da Anilin sofort ins Blut sickerte. Beim Einatmen dauerte es vielleicht länger? Auch hier kam es sicher auf die Menge an, wie viel Anilin nahm die Ratte über den Rachen auf?

Kaliumchromat wiederum, ebenfalls ein starkes Kontaktgift, hatte die Eigenschaft, sich in den Knochen abzusetzen. Zum Beispiel in den Knochen von Bauarbeitern, da Kaliumchromat lange Zeit im Zement zu finden gewesen war, mit dem Bauarbeiter täglich zu tun hatten. Kaliumchromat – ein Mutagen, krebserregend und reproduktionstoxisch – vergiftete den ganzen Körper. Es setzte sich zunächst in den Knochen fest, wo es jahrelang verblieb, ohne dass der Betroffene davon etwas merken musste. Erst wenn mit den Jahren das Immunsystem nachließ, herunterfuhr, begann es zu arbeiten, das Gift breitete sich aus. Dies kann schon mal zwanzig Jahre dauern und länger, sodass es schwer ist, die Ursache von Schmerzen zu erkennen. Man kann Chromate im Blut feststellen, aber nur durch bestimmte Blutuntersuchungen, bestimmte Tests, die einen Verdacht auf Chromate voraussetzen. Darauf muss ein Arzt erst einmal kommen. Eine normale Blutuntersuchung nützt da nichts.

Was aber machte die Stasi, der OTS, mit Kaliumchromaten im Labor? Brauchte man dieses Gift für die „Entwicklung von Methoden zur chemischen und fototechnischen Nachrichtenübermittlung"?

Unter Anwendung stand dazu in den Stofflisten des OTS bei Kaliumchromat: Dokumente, Personen, Objekte.

Das zarte Rotkehlchen war längst weggeflogen. Das mochte an der fetten Amsel gelegen haben, die jetzt wichtigtuerisch über die Terrasse fegte und kleines Gezweig für ihr Nest sammelte, mit dem sie dann in der Hecke verschwand. Sie selbst aber hatte dem Rotkehlchen nicht mehr genug Aufmerksamkeit geschenkt, sie war schon wieder tief in ihrem Inneren und in der speziellen Materie versunken. Warum befasste sich mit diesen Stofflisten, die in ihrem Haus nun schon seit zwanzig Jahren lagen wie eben in der Behörde ebenfalls, nie jemand von den professionellen Mitarbeitern der BStU näher? Und wie war das damals eigentlich mit den Mitarbeitern im Archiv gewesen?

Die Beschwerden, die ihr Mann damals im Archiv gehabt hatte, ähnelten denen, die auch Mitarbeiter des Archivs beklagten. Nach und nach hatte er mit mehreren Mitarbeitern, Archivaren und Archivarinnen Kontakt bekommen, die über ihre gesundheitlichen Probleme berichteten.

Ende der 90er Jahre, Anfang 2000 hatte man im Archiv damit angefangen, die über 600 Meter lange Hinterlassenschaft des OTS zu sichten. Archivare und Archivarinnen, Assistenten und Hilfskräfte hatten mit unterschiedlichem zeitlichem Aufwand mit der Erschließung und Archivierung von Teilbeständen der OTS-Akten begonnen.

Aktenbündel wurden der großen Masse entnommen und durchgesehen. Auseinanderfallende Akten wurden wieder verbunden. Nötige Ausbesserungsarbeiten wurden durchgeführt, zum Beispiel wurden Risse in Papier und Aktendeckeln geklebt, desolate Seiten wurden vervielfältigt. Nach der Grobsichtung und äußeren Sanierung des Materials ging es darum, die Akten auf Vollständigkeit und Inhalt zu erfassen. Dazu mussten sie geöffnet und gelesen werden. Ziel war es, ein praktikables Inhaltsverzeichnis anlegen zu können, mit dem ein wissenschaftlicher Mitarbeiter in Zukunft umgehen konnte. Die Texte mussten gelesen werden, um eine Überschrift oder ein Schlagwort für den jeweiligen Text formulieren zu können für das Inhaltsverzeichnis.

Bei all diesen Arbeiten hatten sich bei mehreren Mitarbeiterinnen und Mitarbeitern des Archivs im Jahr 2000 Auffälligkeiten wie Sehfeldstörungen und Augenflimmern, Nasenschleimhautentzündungen und Nasenbluten, Hautentzündungen, Atembeschwerden, Kopfschmerzen, Magen- und Darmbeschwerden, Konzentrationsschwierigkeiten, Schlafstörungen gezeigt. Insgesamt 47 Mitarbeiterinnen und Mitarbeiter hatten damals – im Jahr 2000 – eine Beschwerde über das, was ihnen im Archiv widerfuhr, formuliert.

Diese Anzeigen hatte die Behörde als Verdacht auf berufsbedingte Erkrankungen an die damalige Bundesausführungsbehörde in Wilhelmshaven weitergeleitet. Die Bundesausführungsbehörde, die es inzwischen nicht mehr gab, hatte durchaus zur Kenntnis genommen, dass es für die Mitarbeiter und Mitarbeiterinnen des Archivs im Umgang mit diesem Aktenmaterial zu Hautkontakten gekommen war, auch zu Schädigungen der Haut sowie zu einem Eindringen von sogenannten „hautresorptiven Stoffen“ in die Haut. Diese Stoffe chemischer

Art konnten durchaus zu gesundheitlichen Schädigungen führen, was aber nicht weiter ausgeführt worden war ist, zu welcher Art von Schädigungen oder Erkrankungen es kommen könnte.

„Eine weitere prinzipielle Aufnahmemöglichkeit des Körpers von Substanzen besteht auf inhalativem Wege. In Frage kommen hier sowohl mit chemischen Stoffen behafteter Abrieb der Dokumente oder Substanzen mit hohem Dampfdruck ..."

Am Ende der Ausführungen durch die Bundesausführungsbehörde kam man zu dem Schluss, dass trotz der derzeitigen „Beeinträchtigungen des Wohlbefindens, wie zum Beispiel Hautreitzungen, darüberhinausgehende Schädigungen der Gesundheit aufgrund der im Spurenbereich gefundenen Konzentrationen nicht zu erwarten sind."

Bei den „im Spurenbereich gefundenen Konzentrationen" hatte man sich auf die Arbeitsergebnisse des BKA bezogen. Die Behörde hatte 2000 wegen der hohen Zahl der Antragsteller, eben der Betroffenen, das BKA eingeschaltet, zwecks Überprüfung des Aktenmaterials.

Das Bundeskriminalamt hatte außer einigen erschlossenen Akten auch vier Bündel des unerschlossenen Materials des OTS aus dem sogenannten „Bunker" mitgenommen und diese mit Hilfe verschiedener Verfahren im Labor analysieren lassen. Darunter befanden sich eine Reihe von chemischen Elementen und chemischen Verbindungen, die als gesundheitsgefährdend bis giftig galten und vom BKA auch so benannt worden waren. Das BKA hatte am Ende eine Empfehlung ausgesprochen, die Wirkung der gefundenen Elemente und Verbindungen, unter denen u. a. auch Spuren von Kaliumchromat zu finden gewesen waren, auf die Mitarbeiter des Archivs im Umgang mit diesem Aktenmaterial weiter untersuchen zu lassen, und zwar von Arbeitsmedizinern.

Die Arbeitsmediziner hatten die Stofflisten des OTS durchgeschaut und die Gefährlichkeit einiger in den Listen zu lesender Kontaktgifte für den Umgang mit diesen beschrieben und bestätigt. Aber was war mit den Archivaren geschehen? Wer hatte sie wie untersucht? Ein wenig Abhorchen, Abklopfen und Zungezeigen hätte zu diesem Zeitpunkt im Zusammenhang mit dieser Problematik kaum zu einem aufschlussreichen, informationshaltigen Ergebnis führen können. Und später? Hatten später noch einmal Untersuchungen stattgefunden?

Mit diesen Bündeln aus dem sogenannten „Bunker“ war ihr Mann in Berührung gekommen. Er hatte sie aus dem „Bunker“ herausgeholt und die Bündel geöffnet und das Material gesichtet.

Wie war es möglich, dass Akten, die ja nur aus Papier und jeweils einem Pappdeckel bestanden, solche Reaktionen wie Hautreizungen, Atembeschwerden, Magen- und Darmbeschwerden, Schlafstörungen auslösen konnten?

Der Staatssicherheitsdienst, in diesem Fall der OTS, hatte in der Wendezeit viel zu tun gehabt, um seine zweifelhaften Machenschaften zu kaschieren, Indizien zu vernichten und wegzuschaffen. Es gab die Aussage von einem Zeugen, dass das Labor, in dem jahrelang mit chemischen Verbindungen laboriert worden war, bei der Übergabe völlig leer dagestanden hatte. Und dennoch hatte eine ganze Reihe von Bündeln des OTS aus dem Labor „überlebt", sie waren teilweise äußerlich beschädigt und mit klebrigen Substanzen versehen. Man stelle sich die Eile, ja Hast vor, in der die Vernichtung von Beweismaterial vonstattengegangen sein mochte. In einem Laborbetrieb kippten da schon mal hier, mal dort eine Reihe von Reagenzgläsern mit den toxischen Gemischen wie zum Beispiel Kaliumchromat, Anilin, Pyrogallol um oder Reagenzgläser gerieten aneinander und zerbrachen, Inhalte waren beim Wegbringen, Entsorgen über die Papiere gelaufen, die somit mit hochgradigen Kontaktgiften kontaminiert worden waren. Einiges war vor der endgültigen Vernichtung und Reinigung liegengeblieben, auch diese Aussage gab es. Diese Papiere, teilweise auch nur einzelne Papierblätter, hatten in dicken Bündeln zusammengefasst und mit Bindfaden verknotet in der Behörde in diesem „Bunker" Platz gefunden und waberten seit Anfang der 90er Jahre vor sich hin.

Offiziell waren bislang in der Behörde insgesamt 130 „gefährliche Stoffe" in den bislang erschlossenen, heißt gesichteten und verzeichneten Akten gefunden worden. Was „gefährlich" bedeutete, keiner wusste es so genau. Oder doch?

Für ihren Mann hatten nach der ersten Diagnose im Krankenhaus weitere Untersuchungen bei einem Onkologen stattgefunden. Aus seinem Hüftknochen war mit einer Art Korkenzieher ein Stück Knochen herausgebohrt und zur Analyse verschickt worden, die die erste Diagnose bestätigte. Danach musste er über einen längeren Zeitraum hintereinander verschiedene Medikamente ausprobieren, Nebenwirkungen inbegriffen. Es war nur das neuste Medikament aus Großbritannien in Frage gekommen, da es erst einmal kaum Nebenwirkungen zeigte. Es zerstörte die große Zahl der überflüssigen Leukozyten, konnte jedoch die verstärkte Produktion der Leukozyten im Knochenmark selbst nicht verhindern. Die Schmerzen hatten nachgelassen. Der Allgemeinzustand jedoch verschlechterte sich, wenn auch nicht gleich, aber bald von Monat zu Monat, von Jahr zu Jahr. Die Krankheit hinterließ Spuren im Gesicht, am Körper, in der Seele, die weit über die sichtbaren großflächigen Hämatome hinausgingen und sie zog andere Erkrankungen nach. Eine Knochenmarktransplantation war nicht in Frage gekommen. Sein Gesamtzustand war zu labil. Und die Suche nach einem geeigneten Spender war ohnehin fast aussichtslos.

Die Welt war kleiner geworden, das Leben reduzierter und ärmer. Endloses Sitzen in Wartezimmern, ewige Blutentnahmen, endlose Konsultationen mit Onkologen und Ärzten anderer Fachrichtungen, Krankenhausaufenthalte, bei denen er sich Keime hinzuzog, die nicht mehr wegzubekommen, resistent und vor allem ansteckend waren. Pflegedienste, die kündigten, weil sie an ihm nicht genug verdienten. Besucher, die wegblieben. Reisen auf die Kanaren, nach Kroatien, Frankreich, Dänemark waren nicht mehr möglich. Die Mittelmeerreise auf einem Schiff blieb ein Traum. Ein Krankenhaus, das sofort die Krankengeschichte anfordern konnte, musste immer in der Nähe sein. Hin und wieder Fahrten in den Spreewald oder an die Ostsee für zwei oder drei Tage. Phasen der scheinbaren Stabilisierung waren Phasen erneuter Entzündungen, Schmerzen und Depressionen gefolgt. Und irgendwann nach einer fast schmerzlosen, hoffnungsvollen Periode kam etwas, womit sie beide nicht gerechnet hatten: das Wasser. Zunächst in den Beinen, die anschwollen, so schnell und so massiv, dass das Wasser durch Gewebe und Haut drang, sodass normale Binden nicht ausreichten, auch feste Leinenhandtücher nur für Minuten das Wasser abhielten. Ab da hatten die Krankenhausaufenthalte kein Ende genommen. Nach den Beinen hatte sich das Wasser im Brustraum angesammelt und musste regelmäßig abgepumpt werden, damit er nicht erstickte. Kein Arzt wusste eine Erklärung zu geben, woher das viele Wasser kam. Die Zellen im Körper waren nicht mehr in der Lage, das Wasser, was ein Mensch täglich zum Leben braucht, aufzunehmen und zu halten. Die Organe wurden nicht mehr versorgt und versagten.

Eine Kollegin ihres Mannes hatte ihr nach seinem Tod erzählt, dass die Bestände des OTS in eine andere Stadt verbracht worden wären bzw. werden sollten. Ein Gerücht?

Diese Nachricht beunruhigte sie.

Sie wusste nicht, warum.

Vielleicht, weil sie seit seinem Tod nicht mehr täglich, stündlich mit den Auswirkungen seiner Erkrankung zu kämpfen hatte, sondern nun immer wieder über die Ursachen der Erkrankung nachdachte.

Vielleicht, weil sie in seinem Nachlass die gesammelten Unterlagen ihres Mannes zu den Vorgängen des Jahres 2000 gefunden hatte, einschließlich der Stofflisten des OTS, die sie plötzlich mit Kontaktgiften und ihren Auswirkungen konfrontierten.
Die vermeintlichen Urheber seiner Erkrankung sollten jetzt weggebracht und eventuell vernichtet werden?

Eine Unruhe war da, sie blieb und wurde größer.

Was sollte sie tun?

Er gab keine Antwort. Er lächelte sie von den Fotos, die sie in ihre Bücherwand gestellt hatte, an. Er hatte ihr immer so vertraut, als wüsste sie in jeder Lebenssituation die richtige Lösung für jedes Problem zu finden, was nicht immer leicht zu tragen gewesen war. Und jetzt? Was sollte sie jetzt tun? Wen konnte sie fragen? Wer würde ihr beistehen? Das Rotkelchen legte sein Köpfchen schief zur Seite, hieß: Überleg es dir ganz genau!

Die Behörde hatte damals, vor zwanzig Jahren, die schlechten Arbeitsverhältnisse im Archiv ohne Schutzmaßnahmen beschwichtigt, eine zögerliche Aufklärung gemacht und diese nicht konsequent weitergeführt. Für sie kein Ansprechpartner.

Dort, in der Behörde, hatten sie sich 28 Jahre zuvor kennengelernt. Sie hatte sich auf dieselbe Stelle wie er als wissenschaftliche Mitarbeiterin beworben. Er hatte die Stelle bekommen. Jahrelang und jeden Abend hörte sie von den Querelen in der Behörde und war immer froh gewesen, einen anderen Weg gegangen zu sein.

Und jetzt? Wo war sie jetzt? Statt sich mit Giotto, Botticelli, Caravaggio, Matisse zu beschäftigen, blätterte sie in Behördenprotokollen und OTS-Stofflisten.

Sie wusste von vielen internen Angelegenheiten in der Behörde. Auch, dass er damals ein Redeverbot über die Zustände im Archiv bekommen hatte. Zuvor hatte er jedoch noch die Presse darüber informiert, mehrere Zeitungen hatten darüber berichtet. Er war von mehreren Vorgesetzten dafür gerügt worden. Das aber war das kleinste Übel gewesen. So etwas interessierte ihn sowieso nicht. Die Behörde (BStU) gab es inzwischen nicht mehr. Das Archiv war vom Bundesarchiv übernommen worden. Alle Mitarbeiter ebenfalls. Die Akten des OTS auch?

Aus den Tiefen eines schwarzen Hintergrundes hatte sie mit einem Mal Bilder aufsteigen sehen: sein schmerzverzerrtes Gesicht, das letzte gemeinsame Atmen, Bilder, die sie nicht beschreiben konnte, wollte, die für sich sprachen, die zu ihr sprachen, und nur zu ihr, nur in ihrem Kopf sein konnten und bleiben würden, und sie hatte an all die Bücher gedacht, die sie gelesen hatte, an all die Autoren, die sie über die Welt aufgeklärt hatten.

Um in die Zukunft schauen zu können, musste sie sich dieser Angelegenheit stellen.

Sie hatte ein weißes Blatt Papier und einen Bleistift genommen. So fing sie immer an zu schreiben, bevor sie Geschriebenes in den Computer tippte. Sie begann zu formulieren und sie war sich dabei ihrer Naivität sehr bewusst:

Sehr geehrte Frau Bundeskanzlerin!

Sie hatte sich vorgestellt. Sie schrieb von der Situation ihres Mannes damals und wie es mit ihm geendet hatte. Sie schrieb von den Akten des OTS, deren Aufbewahrung in der BStU und den katastrophalen Arbeitsbedingungen im Archiv der BStU im Umgang mit den Akten des OTS im Jahr 2000. Von den Erkrankungen der Mitarbeiterinnen und Mitarbeiter damals. Von den Stofflisten und den in ihnen benannten hochgradigen Giften, mit denen der OTS laboriert hatte und von unerschlossenen Papierbündeln im „Bunker“, in denen wahrscheinlich Restbestände der Gifte verblieben waren. Von Stichproben, die das BKA 2000 gemacht hatte, und von möglichen Kontaminationen.

Sie wollte wissen, wo diese Akten des OTS im September 2021 geblieben waren. Übernommen vom Bundesarchiv oder eben weggeschafft?

Sie hatte in diesem Brief an die Bundeskanzlerin gefordert, dass diese Bestände gesichert und von einem unabhängigen Wissenschaftsteam umfänglich analysiert werden sollten.

Am Ende war sie froh gewesen, diesen Brief formuliert zu haben. Mehr konnte sie im Moment erstmal nicht tun: per Einschreiben sofort auf den Weg gebracht und neu überlegen.

Hatte sie eine Antwort erwartet?

Nein. Nicht wirklich.

Die Antwort erstaunte sie deshalb. Nach sieben Wochen hatte sie einen Brief aus Bonn bekommen.

Ein Mitarbeiter der Beauftragten für Kultur und Medien bestätigte ihr ihren Brief an die Bundeskanzlerin und teilte ihr mit, dass die Bestände des OTS in das Bundesarchiv übernommen worden waren sowie das gesamte Stasi-Unterlagen-Archiv auch. Das war nicht alles. Er hatte ihr weiterhin mitgeteilt: „... ergänzend zu den Stichproben des BKA aus dem Jahr 2002 ... hat sich das Stasi-Unterlagen-Archiv mit der Bitte um weitere Begutachtung an das Fraunhofer-Institut für Toxikologie und Experimentelle Medizin, Bereich Chemikaliensicherheit und Toxikologie gewandt." Das Gutachten lag zu diesem Zeitpunkt seit Anfang des Jahres 2021 vor.

Immerhin war nach fast 20 Jahren Bewegung in die Sache gekommen.

„Im Ergebnis kommen die Wissenschaftler zu der Aussage, dass von den meisten der in den Stofflisten aufgeführten Substanzen für die Archivare keine Gesundheitsgefährdung ausgeht."

War das die Aussage des Institutes oder die des Stasi-Unterlagen-Archivs gewesen, die der Mitarbeiter in Bonn wahrscheinlich am Telefon gehört und übernommen hatte? Von den Stofflisten selbst ging selbstverständlich keine Gefahr aus, sondern von den Stoffen selbst, sofern sie in den Beständen zu finden gewesen waren.

Waren sie es?

Eine Empfehlung hinsichtlich eines verbleibenden Restrisikos war ausgesprochen worden. Die Mitarbeiter sollten „unter Verwendung persönlicher Schutzausrüstung für die Zeit von circa 15 Minuten am Tag unter sehr guter lokaler Belüftung arbeiten". Für sehr wenige Substanzen war die Bearbeitung unter Luftabzug empfohlen.

Der Brief war noch weitergegangen, aber sie hatte ihn erstmal beiseitegelegt.

Hatte der Mann, der an einem Schreibtisch in Bonn saß, gewusst, was er da schrieb?

Was eine Reduzierung auf 15 Minuten pro Tag, pro Person bedeutete?

Sie dachte an eine Archivarin, die damals, 1999/2000, mehrere Monate stundenlang mit den Akten des OTS im Archiv gearbeitet hatte, um der Arbeitsgruppe ihres Mannes, die an dem Projekt schon Monate arbeitete, die entsprechenden Akten zuzuführen.

Diese Archivarin wusste, worum es ging. Ein Bürgerrechtler, der zu DDR-Zeiten im Gefängnis gewesen war, erlag 1999 seinem jahrelangen Leukämie-Leiden. Seine Familie vermutete, dass eine Vergiftung durch radioaktive oder andere toxische Stoffe in seiner Gefängniszeit die Ursache für dessen Erkrankung und Tod gewesen sein mochte.

Ihr Mann und die Arbeitsgruppe suchten nun in den OTS-Akten nach Beweisen für diese Vermutungen.

Die Archivarin hatte dazu bestimmte Akten geöffnet, sie gelesen und an die Gruppe weitergeleitet. Sie hatte damals unter allen möglichen Symptomen gelitten, vor allem unter Konzentrationsstörungen und Schlafproblemen. Nach monatelanger Krankheit war ihr in den ersten Tagen der Wiederaufnahme ihrer Tätigkeit gesagt worden, dass sie mit kontaminierten Akten gearbeitet hatte.

Die Anschrift dieser Archivarin hatte sie inzwischen bei ihrer Suche nach Informationen in dieser Angelegenheit ausfindig machen können und an sie geschrieben. Der Brief war nicht zurückgekommen, aber sie erhielt auch keine Nachricht von dieser ehemaligen Archivarin. Sie respektierte das. Die Gründe für ihr Schweigen konnten vielfältig sein.

Eine Archivarin, die damals ebenfalls mit den OTS-Akten über einen längeren Zeitraum gearbeitet hatte, war zu einem Gespräch bereit gewesen. Sie war seit vielen Jahren in onkologischer Behandlung. Die ersten Beschwerden hatten bei ihr um das Jahr 2009 begonnen. Gab es einen Zusammenhang zwischen ihrer Arbeit im Archiv und der Erkrankung?

Nun also sollten die Archivare, Archivarinnen nur noch 15 Minuten mit den OTS-Akten arbeiten.

Ganz davon abgesehen, dass die Arbeitsempfehlung arbeitstechnisch kaum vorstellbar oder machbar war, lediglich nur 15 Minuten am Tag mit einer Akte zu arbeiten und dann wie weiter? Den Raum verlassen, den Raum lüften? Der nächste Archivar arbeitete dann weitere 15 Minuten daran. Rausgehen, Lüften, erneuter Wechsel. Das machte wenig Sinn.

Für sie waren die maximal 15 Minuten Arbeitszeit pro Tag mit den Akten für eine Person ein klarer Hinweis darauf, dass die untersuchten Bestände sehr wohl kontaminiert waren.

Sie wollte das Gutachten nun selber lesen.

Die telefonische Auskunft vom Fraunhofer-Institut war, dass der Antragsteller entscheidet, ob das Gutachten, die Studie herausgegeben wird. Also das Stasi-Unterlagen-Archiv.

Sie schrieb an das Portal „Frag den Staat". Sie wolle in das Gutachten des Fraunhofer-Instituts für Toxikologie aus dem Jahr 2021 zu den OTS-Akten aus dem Stasi-Unterlagen-Archiv Einsicht nehmen. Die Antwort war relativ schnell per Mail vom Stasi-Unterlegen-Archiv gekommen: Der Antragsteller des Gutachtens und die für die Begutachtung ausgewählte Institution hätten eine Klausel vereinbart: keine Herausgabe an Dritte.

Daraufhin schrieb sie an die Bundesbeauftrage für Kultur und Medien in Bonn und berief sich dabei, wie auch schon beim Portal „Frag den Staat", auf das Informationsfreiheitsgesetz (IFG). Zunächst formulierte sie eine Reihe von Fragen die Situation im Stasi-Unterlagen-Archiv damals und in der Gegenwart betreffend. Unter anderem fragte sie nach:

- ob es eine arbeitsmedizinische Nachsorge für die damals mit den OTS-Akten in Berührung gekommenen Mitarbeiterinnen und Mitarbeiter gegeben hätte bzw. geben würde;
- ob es Langzeitfolgen gäbe, und wenn ja, welche;
- ob es dazu Dokumentationen gäbe;
- ob derzeit Erschließungsarbeiten an den OTS-Beständen getätigt würden und welche Sicherheitsmaßnahmen im Interesse der Mitarbeiter dazu festgelegt worden wären.

Ganz mittendrin zwischen den insgesamt zehn Fragen mit Unterfragen forderte sie eine Kopie vom Bericht des Fraunhofer-Institutes vom Frühjahr 2021 an mit der ganz schlichten Frage: Welche chemischen Verbindungen konnten vom Fraunhofer-Institut ermittelt werden, die denen in den vorhandenen Stofflisten zuzuordnen waren, z. B. den in den Stofflisten stehenden Kontaktgiften?

Sie schickte den Brief nach Bonn mit der Bitte, ihn weiter nach Berlin ins Stasi-Unterlagen-Archiv zu senden. Von dort hatte sie sehr bald von der Juristischen Abteilung eine Mitteilung bekommen, dass es dauern würde.

Die Fragen wurden schließlich von einer Juristin beantwortet. Die Inhalte kamen aus dem Stasi-Unterlagen-Archiv, versehen mit Paragraphen.

Zur Nachsorge der damals Erkrankten hatte es nach einer ersten Untersuchung laut Schreiben keinen Grund gegeben. „Für eine weitere besondere Betreuung oder arbeitsmedizinische Nachsorge bestand angesichts der Ermittlungsergebnisse (vom BKA des Jahres 2002) keine Veranlassung. Ob gegebenenfalls in Einzelfällen die Betroffenen an Langzeitfolgen litten bzw. noch leiden, ist aus den allgemeinen Verwaltungsvorgängen der Behörde nicht zu entnehmen. Die in möglicherweise vorhandenen Personalakten hierzu befindlichen Informationen sind aufgrund ihrer besonderen Vertraulichkeit nach dem Informationsfreiheitsgesetz nicht zugänglich (§5 Abs.2 IFG). Daher kann ich Ihnen grundsätzlich hierzu keine Auskunft geben."

Das Wichtigste an diesem Schreiben war:

Das Gutachten vom Fraunhofer-Institut wurde ihr verwehrt.

Die Stofflisten des OTS seien im Gutachten enthalten, hatte es geheißen, und es wurde darauf verwiesen, dass bereits auf ihre Anfrage bei „Frag den Staat" darauf hingewiesen worden war, dass der „zu Grunde liegende Vertrag (zwischen Stasi-Unterlagen-Archiv und Fraunhofer-Institut) keine Regelung zur Berechtigung der Weitergabe des Gutachtens an Dritte vorsieht. Das Bundesarchiv ist zwar nach §1 Absatz 1 IFG grundsätzlich verpflichtet, Informationszugang zu amtlichen Informationen zu gewähren. Nach §6 IFG besteht der Anspruch auf Informationszugang jedoch nicht, soweit der Schutz geistigen Eigentums oder von Betriebs- und Geschäftsgeheimnissen entgegensteht. Dies ist hier der Fall."

Im Jahr 2000 waren die Mitarbeiter und Mitarbeiterinnen des Archivs im Umgang mit zweifelhaften, unerschlossenen Materialien des OTS nicht geschützt worden. Die Aufklärung der damals entstandenen Krankheitssymptome war mangelhaft gewesen.

Nach 20 Jahren mehr oder weniger Stillstand hatte man sich nun für eine genauere Analyse der Materialien entschieden. Die Ergebnisse der Analyse aber waren nun geheim zu halten und mussten geschützt werden. Um wessen geistiges Eigentum ging es hier eigentlich? Und was für ein geistiges Eigentum war das? Und was wurde hier beschwiegen? Und was für ein Geschäft war das? Und wem nützte es?

Statt öffentliche Debatte, Aufklärung eines öffentlichen Missstandes – Geheimhaltung.

Für sie hieß das ein Leseverbot in einer Angelegenheit, die sie sehr wohl etwas anging.

Leseverbot, das kannte sie aus anderen Zeiten. Aus einem anderen Leben. Aus einem anderen Land, das sie vor 43 Jahren verlassen hatte.

Sie hatte sich in einer der Mittagspausen auf einer Toilette in einem evangelischen Kindergarten sitzen und heimlich George Orwell lesen sehen. Das Buch hatte man ihr zugesteckt. Es musste um 18 Uhr an den nächsten Leser weitergegeben werden. Sie hatte bis zur Übergabe noch 60 Seiten zu lesen. Bis 17 Uhr musste sie noch arbeiten. Und niemand sonst durfte davon etwas wissen.

Das war im Jahr 1979 gewesen. Dieses Buch „1984" galt als das „gefährlichste" in jenen Jahren, in diesem später untergegangenen Land.

Sie hatte weitere Versuche gemacht.

Weiteren Briefen, die sie geschrieben hatte, waren weitere Winkelzüge gefolgt.

Monate vergingen

Als sie eines Tages nach Hause gekommen war, erhielt sie eine Nachricht. – Die sie erwartet hatte?

Nein, eigentlich nicht. Sie hatte eher schon fast mit diesem deprimierenden, zermürbenden Thema abgeschlossen. Nach der Nachricht hatte es vor ihren Augen zu flimmern begonnen, sie musste sich wieder und wieder die Augen wischen. Sie musste zum Fenster gehen, das Fenster weit öffnen, tief Luft holen. Und heftig ausatmen. Ihr war übel, sie begann zu zittern, sie war von all dem Durchlebten der letzten Zeit, der letzten Ereignisse angespannt und mürbe zugleich. Dann hatte sie sich, es war noch Tag, ins Bett gelegt und war schließlich erschöpft für längere Zeit eingeschlafen. Als sie wieder erwachte, war es dunkel. Ein Alptraum, dachte sie. Es war ein Fallen wie in einen Abgrund. Wie würde sie da wieder herauskommen?

Der Mond vor ihrem Fenster war geschrumpft. Ob er gerade ab- oder zunahm, wusste sie nicht. Aber er würde bald wieder rund und riesig in ihr Fenster scheinen in seinem leuchtenden, satten Gelb mit seinen vielen wunderbar fernen Landschaften. Darauf war Verlass.

Am nächsten Tag war sie zum Friedhof an das Grab ihres Mannes gegangen und hatte ihm erzählt, was passiert war. Auch wenn das noch immer kein Beweis für die Ursachen seiner Erkrankung war, er hatte Recht gehabt. Sie brauchten keine Beweise mehr.

Von Weitem hatte der freundliche Friedhofsgärtner gewunken, der in den vergangenen zweieinhalb Jahren immer, wenn sie den Friedhof betreten hatte, zu ihr gekommen war, um sie zu begrüßen. Sie hatten sich dann die eine und andere Geschichte erzählt. Das letzte Mal hatte er eine Geschichte erzählt. Und diesmal, diesmal war sie dran.

Das zarte Rotkehlchen hatte sie am frühen Morgen wie immer besucht und wusste natürlich wie immer Bescheid.

Es war nach aufmerksamem Zuhören eilig auf und davon geflogen.

Zur Autorin

- 1955 in Stendal geboren
- Nach dem Abitur Studium an den Pädagogischen Hochschulen Dresden und Erfurt
- September 1976 Zwangsexmatrikulation aus politischen Gründen, Studienverbot an allen Universitäten und Hochschulen der DDR, Berufsverbot – dazu J. Voit „Rädelsführer“, Lukas-Verlag
- 1979 Ausreise nach West-Berlin
- 1980 Studium der Neueren deutschen Literatur und Kunstgeschichte an der Freien Universität Berlin
- 1987 Magister-Arbeit über Manès Sperber, Magister Artium
- 1991 Rehabilitierung, Zuerkennung des Hochschulabschlusses
- Arbeit u. a. als Historikerin, Kunsthistorikerin, Kunstlehrerin, Deutschlehrerin
- Erste Veröffentlichung 2015 „Unverhoffte Morgengabe“, Fragmente einer Familiengeschichte, Roman, Literareon
- 2020 „Komm, wir gehen in den Garten“, kurze Geschichten und Kurzgeschichten, Literareon
- 2021 „Ich halte deine Hand“, Trauertext zum Tod des Bürgerrechtlers Thomas Auerbach, Literareon

- 2021 Aufnahme in das PEN-Zentrum deutschsprachiger Autoren und Autorinnen im Ausland (Writers in Prison)

Sabine Auerbach lebt und arbeitet in Berlin